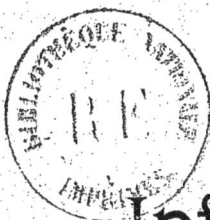
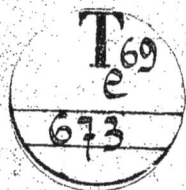
LES

Conjonctivites

Catarrhales

Infectieuses

ET LA POMMADE JAUNE

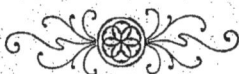

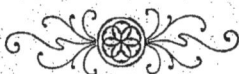

TOULOUSE

CH. DIRION, LIBRAIRE-ÉDITEUR

50, RUE SAINT-ROME, 50

1905

Docteur G. MALLET

LES

Conjonctivites

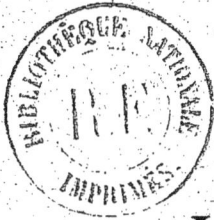

Catarrhales

Infectieuses

ET LA POMMADE JAUNE

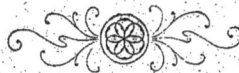

TOULOUSE

CH. DIRION, LIBRAIRE-ÉDITEUR

50, RUE SAINT-ROME, 50

1905

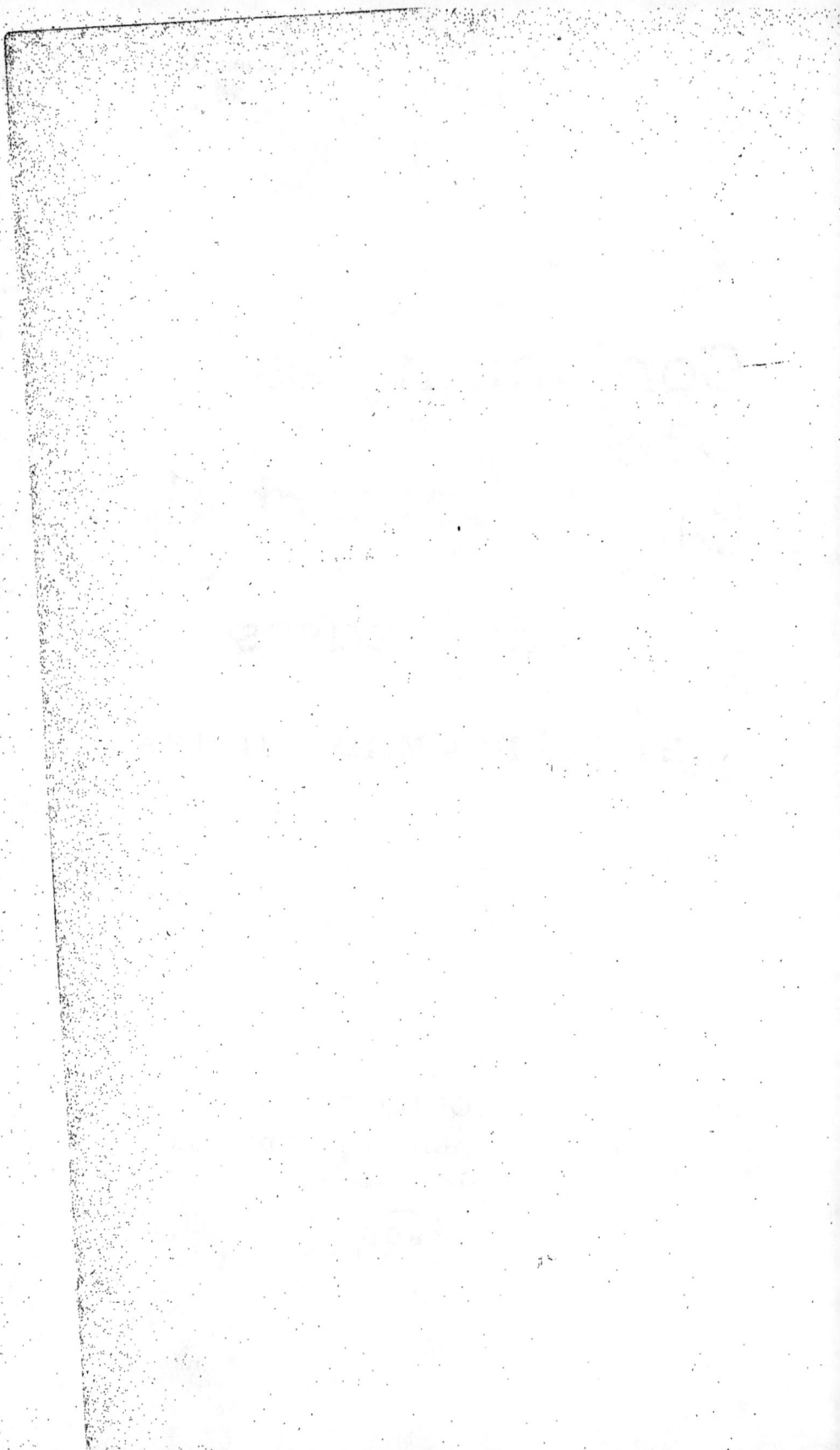

PRÉFACE

———

Nous voilà au terme de nos études médicales. Désormais, la vie, parfois agréable, de l'étudiant, va céder la place à celle beaucoup plus aride du praticien. Nous sommes comme le pilote désemparé qui, ne pouvant plus arrêter la course vagabonde de son vaisseau, fixe avec anxiété le rivage dont il s'éloigne pour regarder ensuite avec effroi l'inconnu mystérieux vers lequel le Destin le pousse. Si l'avenir nous effraie avec sa décevante incertitude, nous évoquons avec grand plaisir ce passé souriant, ces quelques années d'études bien vite envolées.

Et nous nous revoyons à l'Ecole de Limoges, fréquentant avec assiduité les cours d'anatomie de M. le Professeur Lemaître, qui, par sa parole facile et son style élégant, empreint parfois d'une douce ironie, savait donner à ses leçons un charme tout particulier.

Une année d'externat, puis une aussi d'internat,

passées dans les hôpitaux de Limoges, commençaient ensuite à nous faire connaître la science de la clinique. Notre premier Maître, M. le Professeur Chénieux, savait être si bienveillant envers nous, si intéressant au lit du malade, si habile dans la salle d'opérations, que nos sentiments à son égard tiennent autant de l'admiration que de la reconnaissance. A ses côtés, M. le Professeur Donnet, par sa familiarité faite de dévouement, était pour nous l'ami savant et le Professeur sachant faire aimer son enseignement, qu'il rendait si profitable à tous.

Puis nous voilà, quittant, non sans quelque regret, l'Ecole de Limoges pour venir terminer nos études à la Faculté de Toulouse.

Six mois d'enseignement, avec un clinicien et un thérapeute aussi distingué que M. le Professeur Mossé, complétèrent vite nos connaissances en clinique médicale. Nous ne saurions trop remercier ce cher Maître de s'être plu à nous parler souvent des rapports qui doivent exister entre confrères. Les principes de déontologie qu'il nous a donnés seront toujours pour nous une règle de conduite à laquelle nous ne faillirons pas.

Ensuite, nous eûmes successivement le bonheur d'être l'élève de M. le Professeur Jeannel, de M. le Professeur Audebert, dont les leçons si claires et si empreintes de sens pratique nous ont révélé les secrets de l'art de l'accoucheur ; de M. le Professeur Bézy, dont nous tenons les notions nécessaires pour faire la guerre aux préjugés des mamans et guérir leurs chers enfants.

Enfin, M. le Professeur Frenkel sut nous intéresser aux délicates maladies de l'appareil de la vision. Durant un semestre passé à la Clinique d'ophtalmologie, nous avons été heureux de pouvoir lui aider à faire quelques recherches qui vont fournir le sujet de cette thèse, dont il a bien voulu accepter la présidence.

Je n'aurai garde d'adresser hautement mes remerciements à des chefs de clinique aussi bienveillants que MM. les Docteurs Azéma, Bibent, Garipuy et Gilles.

A la Faculté, nous avons toujours suivi, avec le plus grand intérêt, les cours de MM. les Professeurs André, Labéda, Mériel et Tapie.

Et maintenant, avant de quitter Toulouse, adressons un ultime adieu à tous ceux qui ont contribué, d'une façon quelconque, à nous rendre son séjour si enchanteur. Qu'ils soient bien persuadés que leur souvenir restera vivant en nous et que nous bénirons toujours le hasard qui nous fera les revoir.

PLAN

INTRODUCTION. — Quelques mots sur les différents groupes de conjonctivites et l'examen bactériologique des sécrétions.

CHAPITRE PREMIER. — Historique du traitement des conjonctivites par la pommade jaune.

CHAPITRE II. — Observations cliniques.

CHAPITRE III. — Tableau récapitulatif et discussion des résultats.

CONCLUSIONS.

BIBLIOGRAPHIE.

INTRODUCTION

La conjonctivite, réaction inflammatoire de la conjonctive, contre les différentes causes morbides, se caractérise par l'injection, la sécrétion anormale de cette muqueuse et aussi par des sensations subjectives essentiellement variables.

L'injection de la conjonctive se traduit par une coloration allant du rose pâle au rouge sombre, et pouvant s'accompagner d'œdème. Cet œdème, lorsqu'il se produit au pourtour de la cornée, prend le nom de chémosis.

L'exsudat se présente sous forme de muco-pus, de filaments, de fausses membranes ou de véritable pus. C'est lui qui produit l'agglutinement des paupières au réveil, les concrétions que l'on remarque à la base des cils, la réunion de plusieurs cils en pinceau, etc.

Les phénomènes subjectifs consistent en picotements, brûlures, sensations de gravier roulant sous les paupières, photophobie, troubles passagers de la vue dus à des dépôts de sécrétion sur la cornée, douleurs préauriculaires, etc.

Nombre de ces symptômes peuvent se rencontrer dans d'autres affections de l'œil. Parmi celles-ci, il faudra se méfier d'un corps étranger sous la paupière supérieure, d'une blessure légère ou d'un ulcère de la cornée, d'une blépharite ou même d'un iritis ou d'un glaucome ; enfin, et surtout, d'une dacryocystite latente. Toutes affections présentant des symptômes particuliers qui permettront toujours de les reconnaître, si l'on a soin de procéder à un examen attentif et complet des différentes parties de l'œil.

La bactériologie moderne a aidé puissamment à l'étude séméiologique des conjonctivites. L'examen direct des sécrétions sur lame après coloration, la culture des microbes, l'inoculation, tels sont les trois procédés employés pour caractériser les germes pathogènes des différentes conjonctivites.

Disons tout de suite que nous nous sommes contenté, pour nos recherches, du premier procédé, attendu que le procédé des cultures est rarement nécessaire pour asseoir le diagnostic.

Outre le microscope avec objectif à immersion, le fil de platine, les lamelles porte-objet, le flacon à alcool et celui à huile de cèdre, nous avons employé deux solutions colorantes : la solution de violet de gentiane phéniqué et la solution iodo-iodurée de Lugol. Et nous avons procédé de la façon suivante : On recueil-

lait, au moyen du fil de platine préalablement flambé,
un peu de sécrétion dont on étalait une couche très
mince aux deux extrémités d'une lamelle. La dessicca-
tion faite spontanément, on passait la lamelle deux ou
trois fois sur la flamme de la lampe à alcool afin de fixer
les préparations. On laissait refroidir, et l'on procédait
alors à la coloration. On peut obtenir une épreuve simple ou une épreuve double. Nous avons toujours tenu
à avoir deux préparations du même catarrhe, préparations colorées, l'une par le violet phéniqué, l'autre par
la méthode de Gram.

Si on veut bien songer que certains microbes pathogènes des conjonctivites prennent le Gram, tandis que
d'autres ne le prennent pas, on comprendra combien
était précieux pour le diagnostic bactériologique une
telle façon de faire.

Une préparation était donc traitée de la façon suivante : On faisait tomber sur elle quelques gouttes de
la solution de violet filtrée, et on laissait agir pendant
une demi à deux minutes. Il suffisait ensuite de laver
à l'eau courante, de laisser sécher, et de porter enfin
sous l'objectif à immersion la préparation recouverte
d'une goutte d'huile de cèdre.

Pour obtenir la seconde préparation, après avoir
laissé agir le violet, on versait par deux fois quelques
gouttes de la solution iodo-iodurée, on lavait à l'eau,
on décolorait à l'alcool absolu, puis, la préparation sè-
che, on pouvait l'examiner à l'huile de cèdre.

Ces examens nous ont révélé la présence de nombreux polynucléaires, de cellules épithéliales beaucoup

plus grosses et à noyau ovalaire, de quelques globules sanguins et, enfin, de micro-organismes.

Il nous faut, dès maintenant, reconnaître que, maintes fois, nous n'avons pu déceler, par cet examen, la présence d'aucun microbe.

Les traitements antérieurs à l'arrivée à la clinique et aussi le moment auquel le malade s'est présenté à l'examen, quelquefois, enfin, la nature même de la conjonctivite, expliquent suffisamment ces résultats négatifs.

Les agents rencontrés dans les conjonctivites infectieuses sont plutôt nombreux. Ce sont le bacille de Weecks, le gonocoque, le pneumo-bacille de Friedlander, le bacille de Pfeiffer, qui ne prennent pas le Gram, puis le bacille de Lœffler, celui du xérosis, le diplo-bacille de Morax, qui, eux, prennent le Gram. Enfin, il faut citer encore le pneumocoque, le streptocoque et le staphylocoque, qui prennent également le Gram.

Parmi tous ces germes, nous avons eu à examiner seulement le bacille de Weecks et le diplo-bacille de Morax. Nous avons, en effet, négligé de parti-pris les conjonctivites gonococciques et diphtéritiques. Disons donc quelques mots de ces deux agents.

Les bacilles de Weecks se présentent sous la forme de très petits bâtonnets rectilignes, uniformément colorés ou plus clairs au centre, suivant que la coloration a été plus ou moins intense. On les rencontre parfois réunis bout à bout, mais plus souvent épars, en dehors des cellules ou à l'intérieur de leur protoplasma. Ils ne prennent pas le Gram.

Le diplo-bacille, grâce à son plus grand volume, à son aspect couplé, à sa grande abondance, est d'un diagnostic relativement plus facile. Il ne prend pas le Gram.

Il semblerait, après ce que nous venons de dire, qu'une classification purement séméiologique des conjonctivites infectieuses soit chose facile. Malheureusement, on n'a pas trouvé l'agent de certaines formes de conjonctivites et, d'autre part, le même agent peut provoquer des processus morbides si différents, que M. Morax, dans l'*Encyclopédie d'ophtalmologie,* maintient la classification des conjonctivites d'après le mode de réaction de la conjonctive. Et il distingue :

Des conjonctivites catarrhales ou muco-purulentes ;
—   purulentes ;
—   à fausses membranes ;
—   à lésions nodulaires ;
—   avec ulcération de la conjonctive.

Dans les conjonctivites catarrhales, l'exsudat, en plus ou moins grande quantité, donne l'impression de pus dilué. Les filaments ou flocons de pus sont plus rares. Le gonflement, l'œdème, sont ordinairement peu marqués. Les microbes révélés le plus fréquemment sont : le bacille de Weecks et le diplo-bacille de Morax. Souvent, on ne découvre aucun germe pathogène.

La forme clinique la plus fréquente des conjonctivites à bacille de Weecks est la conjonctivite aiguë contagieuse. Notons que, dans les formes graves de cette affection, la sécrétion devient franchement purulente ; la conjonctive chémotique, parsemée de petites hémorrhagies, déborde la cornée ; les paupières sont très œdématiées et douloureuses, si bien que, maintes fois, l'examen bactériologique est nécessaire pour pouvoir écarter l'idée d'infection blennorrhagique. On a aussi fréquemment cité des cas de conjonctivite à fausses membranes dont les préparations révélaient l'existence du seul microbe de Weecks.

La conjonctivite à diplo-bacille de Morax est caractérisée, au contraire, par la bénignité relative de ses allures cliniques. La sécrétion est peu abondante ; l'injection, très atténuée, semble se localiser aux angles externe et interne. Mais la durée de cette affection est souvent longue. C'est une conjonctivite subaiguë.

Les conjonctivites à bacille de Pfeiffer, à pneumocoques, à pneumo-bacille de Friedlander, sont plus rares. De même, les conjonctivites à staphylocoque, que M. Poulard, dans le dernier numéro des *Archives d'Ophtalmologie*, a réussi à bien spécialiser. Elles se caractériseraient, en effet, très nettement par ces symptômes : unilatéralité manifeste, engorgement très marqué du ganglion préauriculaire correspondant et préexistence fréquente d'un bouton sur les paupières.

La conjonctivite purulente sera due, le plus souvent, à l'infection gonococcique. Mais il ne faudra pas oublier que le gonocoque peut provoquer de simples conjonctivites catarrhales, tandis que, par contre, le bacille de Weecks est capable de produire une réaction franchement purulente.

La conjonctivite à fausses membranes pourra, elle aussi, être la conséquence d'infections différentes. A la place du bacille Lœffler, on a été souvent surpris de rencontrer le gonocoque ou, plus rarement, le bacille de Weecks, ou même le streptocoque. La fibrine étant la signature de l'inflammation, il semble logique qu'elle puisse se rencontrer dans des affections dues à des germes différents. Il est inutile de faire remarquer combien les données cliniques étant insuffisantes, le diagnostic bactériologique sera précieux au point de vue du traitement.

Les conjonctivites à lésions nodulaires sont celles dans lesquelles on trouve de petites saillies ou papules accompagnées ou non de phénomènes inflammatoires. La conjonctivite folliculaire et le trachome font partie de ce groupe.

Enfin, M. Morax fait rentrer dans la classe des conjonctivites à ulcérations celles qui présentent des solutions de continuité de la muqueuse relevant du processus tuberculeux ou syphilitique, ou bien de l'eczéma ou de l'herpès fébrile. De plus, il enrichit ce groupe de la si fréquente conjonctivite phlycténulaire.

Maintenant, précisons sur quelles variétés ont porté nos recherches. Laissant de côté toutes les conjonctivites phlycténulaires, toutes celles que la clinique ou la bactériologie nous ont révélé être de nature gonococcique ou diphtéritique, nous nous sommes occupé seulement des conjonctivites catarrhales infectieuses. Nous avons, de même, négligé la simple hyperhémie de la conjonctivite, résultat de veilles prolongées, par exemple. Ces détails nous ont paru nécessaires pour bien préciser la nature des affections dont nous allons étudier le traitement dans le chapitre suivant.

CHAPITRE PREMIER

Quand on a parcouru l'étude séméiologique des conjonctivites, il semble tout naturel de penser qu'à chaque variété va correspondre un traitement particulier. Et il en est, en effet, ainsi pour certaines espèces bien définies. Tous les oculistes admettent que la conjonctivite blennorrhagique est justiciable du traitement par le nitrate d'argent, ou ses succédanés, tels que le protargol et l'argyrol, et aussi par les grands lavages au permanganate de potasse. Une conjonctivite pseudo-membraneuse vaut aujourd'hui, inévitablement, à son porteur, une injection de sérum, souvent avant même que la bactériologie ait pu préciser sa nature diphtéritique. Enfin, la si commune conjonctivite phlycténulaire ne résiste pas à l'application journalière de pommade à l'oxyde jaune de mercure.

Par contre, dès que l'on envisage le groupe bien complexe, il est vrai, des conjonctivites catarrhales in-

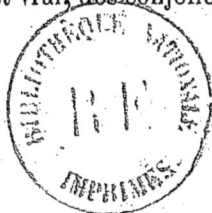

2

fectieuses, on s'aperçoit vite que l'accord sur leur traitement est loin d'être aussi parfait.

Du reste, on s'imagine bien facilement qu'une conjonctivite aiguë à bacille de Weecks ne soit pas justiciable de la même médication qu'une conjonctivite subaiguë diplo-bacillaire. Il ne semble pas, cependant, qu'il ait été fait de grandes recherches dans ce sens. Et, en parcourant la littérature médicale, on remarque que les auteurs parlent plutôt du traitement des conjonctivites catarrhales, en général, que du traitement spécial à chaque agent pathogène. Ce traitement général, et généralement admis, consiste dans l'emploi du nitrate d'argent ou de ses succédanés en solution plus ou moins forte, suivant l'intensité du processus morbide, ou bien d'astringents plus doux, tels que le sulfate de zinc et l'alun. Reconnaissons que, dans la majorité des cas, on se trouve bien d'un tel traitement, d'autant que certaines conjonctivites guérissent parfaitement toutes seules ou sous l'influence de simples lavages à l'eau boriquée.

En revanche, il y a des cas subaigus ou chroniques, dans lesquels il semble que les sels d'argent, sous quelque forme que ce soit, ou les astringents, ne paraissent pas modifier assez vite la marche de l'affection.

Nous n'aurions garde de ne pas mentionner que M. le Professeur Lagrange s'est déjà occupé du traitement des conjonctivites par la pommade jaune. C'est ainsi que, dans son classique *Précis d'Ophtalmologie*, il déclare, au sujet des conjonctivites catarrhales infectieuses aiguës, qu'on se trouvera bien d'ajouter à l'em-

ploi des astringents celui d'une pommade jaune faible
ou d'une pommade iodoformée. De même, il écrit que,
dans le traitement des catarrhes chroniques, les astringents pourront être remplacés par la pommade à l'oxyde
jaune de mercure. Mais il nous a paru qu'il considérait
ce traitement par la pommade jaune, comme une médication anodine qu'il était bon d'instituer, lorsque, grâce
à l'usage du nitrate d'argent ou des astringents, l'injection était déjà presque nulle.

Kalt, dans le *Traité de Thérapeutique appliquée*
d'Albert Robin, s'occupe également de la pommade
jaune; mais il semble qu'il l'emploie uniquement
contre l'hyperhémie simple de la conjonctive, et encore
en recommande-t-il l'application sur les bords palpé-
braux externes, rejetant le dépôt de la pommade dans
les culs-de-sac conjonctivaux.

Tout récemment, en Russie, on s'est occupé plus
spécialement de ce traitement de catarrhes infectieux
par la pommade à l'oxyde jaune de mercure. L'idée en
semble appartenir à Mme M.-K. Ernrot. A la suite de
bons résultats obtenus par cette praticienne, M. Katz,
de Saint-Pétersbourg, a essayé ce traitement, et voici ce
qu'il en dit dans le *Wiestnick Ophtalmologie,* d'après
l'analyse de notre maître, M. le Professeur Frenkel,
parue dans le numéro de juillet 1905, des *Annales
d'Oculistique* :

« Frappé par la manière de traiter la conjonctivite
infectieuse, qu'emploie Mme M.-K. Ernrot, l'auteur
essaie à son tour la pommade jaune dans cette affection.
Il rappelle que si le nitrate d'argent reste toujours

maître de ces conjonctivites, il n'en abrège nullement
la durée. Il dit, encore, que nombre d'auteurs consi-
dèrent le nitrate comme contre-indiqué pendant les
deux ou trois premiers jours de l'affection. Il se sou-
vient, enfin, de cas de conjonctivite infectieuse où le
nitrate ne donna point d'amélioration, et où le malade
s'est déclaré guéri par l'usage de la pommade jaune.
Aussi, l'auteur s'est-il attaché depuis quelques années
à constater la valeur de ce traitement.

« Le nombre de cas de conjonctivite aiguë, traités par
lui, s'élève à 97. Dans ce nombre, il y a des cas inuti-
lement traités par le nitrate, pendant longtemps, et
guéris par la pommade jaune. Mais, le plus souvent, il
s'agissait de cas du début avec œdème palpébral, chémosis, quelquefois hémorrhagies sous-conjonctivales. La
formule employée par l'auteur est la suivante : oxyde
jaune de mercure, nitrate de cocaïne, 0 gr. 05 ; vaseline
blonde, 5 grammes ; à mettre dans l'œil deux fois par
jour.

« Dès le lendemain, la sécrétion diminuait pour disparaître, souvent, le troisième jour. Dans quelques cas,
la guérison n'a été obtenue qu'au bout de cinq à six
jours. Enfin, dans trois cas de conjonctivite ne présentant pas d'amélioration, l'auteur s'adressa immédiate-
ment au nitrate d'argent.

« En outre des 97 cas de sa clientèle privée, l'auteur
a obtenu les mêmes bons résultats, avec ce traitement,
dans 21 cas traités, pendant ces deux dernières années,
dans les écoles publiques où l'observation était forcé-
ment plus rigoureuse encore, pour éviter la dissémina-
tion de la maladie.

« En se basant sur tous ces faits, l'auteur croit pouvoir recommander ce traitement pour la rapidité de son action et la commodité de son application. »

Enfin, Luundsgaard a étudié, dans le *Hospitalstid*, n° 12, plus spécialement ce traitement dans la conjonctivite subaiguë diplo-bacillaire, assez répandue en Danemark. Et il en arrive à conclure que si la guérison en est obtenue par des solutions assez fortes de sulfate de zinc (2 1/2 p. 100), parfois la pommade de zinc ou à l'oxyde jaune de mercure agissaient beaucoup mieux.

Guidé par ces résultats, nous avons entrepris une étude du traitement des différentes variétés de conjonctivite catarrhale infectieuse par la pommade jaune, appliquée dans l'œil deux fois par jour.

La formule employée est la suivante : oxyde jaune de mercure, 0 gr. 40 ; huile de vaseline, 6 grammes ; lanoline, 14 grammes.

Dans l'espace de plusieurs mois, nous avons institué ce traitement plus de cinquante fois. Malheureusement, il ne nous a que bien rarement été permis de suivre pas à pas la marche de l'affection.

La maladie n'est ordinairement pas, en elle-même, assez grave pour que le malade se décide à entrer à l'hôpital. Aussi, beaucoup de consultants repartaient-ils avec leur ordonnance pour ne plus reparaître à la clinique. Un certain nombre disparaissaient après quelques jours de traitement, par suite de leur guérison, ou, plus souvent, par insouciance. Il se pourrait aussi que quelques-uns soient allés consulter un autre oculiste, comme le fait est fréquent dans une certaine clientèle des polycliniques. Nous avons cependant souvent assez suivi les malades avant leur départ pour que leur cas contribue largement à formuler dans notre esprit les opinions que nous émettrons plus loin ; mais nous ne saurions, de ce qu'ils ne sont plus revenus, déduire qu'ils ont été certainement guéris.

Et voilà les raisons qui font que nous ne possédons que dix-huit observations assez complètes pour mériter de trouver place dans cette étude.

Notre thèse était déjà à l'impression lorsqu'est paru le tome V de l'*Encyclopédie d'Ophtalmologie ;* mais nous nous sommes fait un devoir de noter que M. V. Morax y écrit, page 702 :

« J'ai observé quelques faits de blépharo-conjonctivite diplo-bacillaire datant de plusieurs mois où, malgré l'amélioration immédiate produite par le sulfate de zinc ou la pommade à l'ichtyol, la guérison n'a pas été obtenue avec ces seuls remèdes et où j'ai eu recours aux applications de pommade à l'oxyde jaune de mercure à 1 pour 40, accompagnés d'un léger massage palpébral. Dans quelques-uns de ces cas, la guérison complète n'a été réalisée qu'après quelques semaines de ce traitement. »

Nous sommes heureux de constater que les résultats obtenus par M. V. Morax ne font que confirmer une des conclusions qui se détachera la plus nette de notre étude.

CHAPITRE II

Nos observations rassemblées, nous avons tenu à les présenter dans un ordre qui permit de les consulter facilement lorsqu'on lira le tableau d'ensemble. Pour ce faire, nous avons mis, d'un côté, les cas à diplo-bacille de Morax ; de l'autre, ceux à bacille de Weecks. Enfin, nous avons divisé les cas où nous n'avons pas trouvé de microbes en aigus et subaigus, suivant la lenteur du processus et sa plus ou moins grande intensité. Et nous avons joint les cas subaigus à la suite des conjonctivites à diplo-bacille, les cas aigus à la suite des conjonctivites à bacille de Weecks. La conjonctivite à bacille de Weecks et celle à diplo-bacille étant respectivement l'une aiguë, l'autre subaiguë, nous avons cru qu'il y avait tout avantage à agir de la sorte. De plus, si l'on parcourt une de ces catégories, on verra facilement que chaque observation y occupe une place en rapport avec la date à laquelle le malade s'est

présenté à nous. Naturellement, chaque observation
sera dotée d'un numéro qui servira à la désigner dans
le tableau récapitulatif.

OBSERVATION PREMIÈRE

Gabriel S..., quatorze ans.

Venu à la consultation le 8 avril 1905.

On ne trouve pas de signes de scrofulose ou de
lymphatisme. Pas de maladie antérieure des yeux.

O.D est rouge et douloureux depuis douze jours.

Depuis le début de cette affection, le malade s'est
traité par des lavages à l'eau boriquée chaude et à
l'eau de mauves.

Examen. — O D : Diminution de la fente palpébrale. Léger œdème de la paupière supérieure. Quelques cils agglutinés en pinceau. Du mucus desséché
à l'angle interne. Congestion diffuse de la conjonctive
palpébrale et bulbaire avec très léger œdème au niveau du limbe cornéen et tendance aux suffusions
sanguines. Pas d'engorgement du ganglion préauriculaire. Les autres parties de l'œil, le sac lacrymal
sont intacts. Douleurs assez peu vives. Pas de photophobie.

O G : Normal.

L'examen bactériologique a décelé de très rares
diplo-bacilles de Morax.

Traitement. — Application de pommade jaune, deux
fois, le 8 avril.

Le 10 avril. — Diminution très sensible des phénomènes inflammatoires.

Le 12 avril. — Plus de secrétion ; encore un peu de rougeur de la conjonctive palpébrale à l'angle interne.

Le 15 avril. — Le malade est guéri.

OBSERVATION II

Paul B..., neuf ans.

Se présente à la consultation le 11 avril 1905.

L'enfant souffre des yeux par intermittence depuis l'âge de trois ans : rougeur, légère sécrétion, pas de photophobie. Chaque fois, on lui a fait des lavages à l'eau boriquée et à l'eau de mauves.

Cette fois, il souffre depuis un mois, lorsqu'on se décide à nous le présenter.

Examen. — Coryza. Adénopathie sous-maxillaire bi-latérale.

O D : Diminution de la fente palpébrale. Léger œdème de la paupière inférieure. Paupières collées le matin. Injection de la conjonctive, surtout aux angles. Pas de photophobie. Autres parties de l'œil normales.

O G : Mêmes symptômes que O D, avec, en plus, ulcère central de la cornée, photophobie et larmoiement. Pas de dacryocystite.

Examen bactériologique : Diplo-bacille de Morax.

Traitement. — Le 11 avril : par la pommade jaune, ordonnée au malade, qui repart à la campagne.

Le 15 avril. — Il revient à la clinique, et l'on constate :

O.D : N'est plus collé le matin, encore de la rougeur à l'angle interne ; la conjonctive bulbaire n'est plus injectée. La sécrétion a disparu.

O.G : Pas de photophobie, l'ulcère se cicatrise ; il y a une taie grisâtre.

Le 20 avril. — Nous voyons le malade guéri ; l'ulcère est complètement cicatrisé.

OBSERVATION III

Marguerite F..., trente-deux ans.

Venue à la clinique le 6 mai 1905.

Il y a quinze jours, la maladie actuelle commença par du picotement dans les yeux, cependant que les yeux devenaient rouges et étaient collés le matin.

On trouve, *à l'examen :*

O.D.G : Fente palpébrale un peu diminuée. Du mucus desséché à l'angle interne et à la base des cils. Pas de filaments. De l'injection des conjonctives bulbaires et palpébrales. Pas d'œdème, ni d'adénopathie. Ni photophobie, ni larmoiement. Cornée, chambre antérieure, iris, sac lacrymal normaux.

L'examen bactériologique fait découvrir des *diplobacilles.*

Traitement. — Le 6 mai : par la pommade jaune.

Le 8 mai. — Amélioration sensible.

Le 10 mai. — Encore un peu de rougeur aux angles.

Le 12 mai. — La malade est guérie.

OBSERVATION IV

Jeanne L..., trente ans.

Se présente à la clinique le 3 juillet 1905.

Il y a quinze jours, elle ressentit des picotements à l'angle interne de O G, que des lavages fréquents à l'eau boriquée n'empêchent pas de s'injecter. Le lendemain, O D était, lui aussi, rouge et douloureux. Le mal restant stationnaire, la malade se décide à venir à la consultation. A noter que son mari avait, le mois précédent, présenté les mêmes symptômes et que beaucoup de gens du quartier souffraient de la même affection.

Examen. — O D G : Léger œdème des paupières. Injection de la conjonctive assez peu intense. Pas de chémosis. Peu de sécrétion. Douleurs peu vives. Pas de photophobie. Rien à signaler des autres parties de l'œil.

Examen bactériologique : Diplo-bacilles de Morax.

Traitement. — Le 3 juillet. — On institue le traitement par la pommade jaune.

Le 7 juillet. — La malade revient nous voir. Elle s'est soignée régulièrement chez elle. L'amélioration, suivant son témoignage, aurait été obtenue très vite. En effet, on constate l'absence de sécrétion, d'injection de la conjonctive bulbaire, de douleurs.

Le 10 juillet. — La guérison s'est maintenue complète.

OBSERVATION V

Jeanne C..., onze ans.

Arrivée à la consultation le 12 juillet 1905.

Elle fait remonter le début de l'affection à une quinzaine de jours. Elle n'a suivi aucun traitement.

Examen. — O D présente tous les caractères de catarrhe subaigu.

O G est normal.

Examen bactériologique : Diplo-bacilles de Morax.

Traitement. — Le 12 juillet : par la pommade jaune, deux fois par jour.

Le 13 juillet. — L'injection ne s'est pas encore modifiée, la sécrétion est moyenne. De plus, O G présente, à son tour, une légère injection et sécrétion. On remarque, d'autre part, que la malade présente de l'impétigo du nez.

Le 15 juillet. — O D : Injection bulbaire encore assez forte ; peu de sécrétion.

O G : Injection seulement palpébrale.

Le 17 juillet. — Amélioration très sensible.

Le 20 juillet. — La guérison est obtenue. La malade ne reviendra plus.

OBSERVATION VI

Jean B..., cinq ans.

Venu à la consultation le 14 avril 1905.

Depuis huit jours, a les yeux collés, au réveil. Pas de maladies des yeux, antérieures.

Examen. — O D : Petits coagulas à la base des cils. Paupières œdématiées légèrement. Conjonctive très congestionnée avec tendance aux suffusions sanguines. Léger chémosis. Sécrétion peu intense. Picotements. Pas de photophobie.

O G : Phénomènes moins accusés.

L'examen bactériologique décèle des polynucléaires, mais pas de microbe.

Traitement. — Le 14 avril : par la pommade jaune, deux fois par jour.

Le 16 avril. — Amélioration notable de O D ; O G n'est plus rouge, ne sécrète plus.

Le 18 avril. — O G guéri ; O D ne présente plus qu'un peu de rougeur à l'angle interne. Il n'est plus collé ni douloureux.

Le 20 avril. — La guérison est obtenue complète.

OBSERVATION VII

Pierre L..., quarante-sept ans.

Venu à la clinique le 26 avril 1905.

Pas de maladies antérieures des yeux. Mais, depuis

près de quatre mois, le malade a les yeux rouges et ressent des picotements sous les paupières. Il a fait des lavages à l'eau boriquée, qui n'ont amené aucune amélioration.

Examen. — O D G : Rouges, sans œdème bien marqué. Collés le matin. Peu de sécrétion. Un peu de photophobie et aussi de larmoiement. Pas de granulations. Sac lacrymal intact. O G est plus rouge que O D. Les autres parties de l'œil n'offrent rien à signaler.

L'examen microscopique ne décèle aucun microbe.

Traitement. — Le 26 avril. — Application, deux fois par jour, de pommade jaune dans les yeux.

Le 3 mai. — Le malade, qui se traite chez lui, vient nous voir. On constate seulement une légère amélioration.

Le 26 mai. — Le malade nous écrit qu'il est guéri depuis une dizaine de jours et qu'il ne vient pas à Toulouse pour éviter les frais du voyage.

OBSERVATION VIII

Louis D..., trente-cinq ans.

Venu à la clinique le 18 juillet 1905.

Rien à signaler dans ses antécédents. Souffre des yeux depuis trois ou quatre jours.

Examen. — O D G : Fente palpébrale diminuée. Injection assez intense des conjonctives bulbaire et palpébrale. Peu de sécrétion et d'œdème. Pas de phlyctènes. Yeux collés le matin. Sensation de gravier sous les paupières. Les autres parties de l'œil n'offrent rien de particulier.

L'examen bactériologique ne montre aucun germe.

Traitement. — Le 18 juillet, on commence le traitement par les applications, dans l'œil, de pommade à l'oxyde jaune.

Le 20 juillet. — O D G : Injection bien diminuée, mais encore un peu de sécrétion. Yeux collés le matin.

Le 22 juillet. — O D G : L'injection, la sécrétion ont disparu. Les yeux ne sont plus collés. On peut considérer comme guéri le malade que nous n'avons plus revu.

OBSERVATION IX

Marthe F..., cinquante-deux ans.

Vient à la clinique le 1er septembre 1905.

Il nous est assez difficile de questionner la malade, qui ne parle que l'espagnol. Toutefois, elle nous fait comprendre qu'elle souffre par intermittence depuis deux ou trois ans. Il y a un mois environ, les yeux ont recommencé à devenir rouges, à lui piquer et à pleurer.

Examen. — O D G : Paupières légèrement œdématiées. Conjonctives bulbaire et palpébrale également injectées. Pas d'injection périkératique. La sécrétion se présente sous forme de quelques filaments nageant dans les culs-de-sac inférieurs. La pression du sac ne fait rien sourdre. Les autres parties de l'œil sont normales. Douleurs peu vives. Pas de photophobie.

L'examen bactériologique donne un résultat négatif.

Traitement. — Le 1er septembre. — O D : argyrol ; O G : pommade jaune.

Le 2 septembre. — Il semble que tous les phénomènes ont diminué d'intensité également des deux côtés.

Le 4 septembre. — On trouve la rougeur localisée aux angles internes. Plus de filaments dans les culs-de-sac. La malade se sent beaucoup mieux. O D va mieux que O G.

Le 6 septembre. — O D guéri ; O G toujours amélioré.

Le 9 septembre. — O D guéri. On met alors de l'argyrol à O G.

Le 12 septembre. — O D guéri ; O G toujours un peu rouge.

La malade a alors cessé pendant quelques jours de venir. Elle est revenue ensuite présentant une rechute. Elle vient encore de temps en temps se faire soigner, ses yeux redevenant souvent rouges. Elle se déclare très satisfaite de la pommade jaune.

OBSERVATION X

Catherine R..., deux ans et demi.

Amenée à la consultation le 4 juillet 1905.

Début de l'affection vers le 30 juin. Un de ses frères a souffert récemment de la même affection.

Examen. — O D G : Phénomènes de conjonctivite catarrhale infectieuse au déclin.

L'examen bactériologique montre des bacilles de Weecks.

Traitement institué le 4 juillet. — Pommade jaune, deux fois par jour.

Le 8 juillet. — L'enfant n'est pas revenue, mais sa mère, qui vient nous consulter pour elle-même, déclare qu'elle ne l'a pas ramenée parce qu'elle la considère comme guérie.

OBSERVATION XI

Catherine R..., trente-cinq ans.

Venue à la consultation le 8 juillet 1905.

Début de l'affection vers le 4 juillet. Deux de ses enfants ont présenté précédemment les mêmes symptômes.

Examen. — O D G : Symptômes de conjonctivite catarrhale infectieuse à allure aiguë. Diminution de la fente palpébrale, avec œdème léger des paupières. Injection intense des conjonctives palpébrale et bulbaire. Sécrétion abondante. Pas d'engorgement ganglionnaire. Douleurs assez intenses. Photophobie.

Examen bactériologique positif. Quelques bacilles de Weecks.

Traitement. — Les 8 et 9 juillet. — Badigeonnages au nitrate d'argent en solution, à un pour cinquante.

Le 10 juillet. — Pas de résultat.

Le 12 juillet. — L'amélioration étant à peine sensible, on institue le traitement par la pommade jaune.

Le 13 juillet. — L'injection diminue, de même la sécrétion.

Le 14 juillet. — Les yeux ne sont plus collés, l'injection est presque nulle. La malade ne ressent plus aucune douleur.

Le 16 juillet. — Guérison, qui s'est maintenue.

OBSERVATION XII

René M..., six ans.

Conduit à la consultation le 6 juillet 1905.

Pas de maladies antérieures. Début de l'affection : O G, le 2 juillet ; O D, le 4.

Examen. — O D G : Fentes palpébrales diminuées. Œdème des paupières. Conjonctives palpébrale et bulbaire très injectées. Chémosis très net. Filaments dans les culs-de-sac inférieurs. Photophobie et picotements douloureux.

Examen bactériologique positif : Bacilles de Weecks.

Traitement. — Le 6 juillet. — Pommade jaune.

Le 7 juillet. — O G va déjà mieux ; plus de filaments ni de chémosis ; O D est resté stationnaire ; toutefois, le malade déclare moins souffrir.

Le 8 juillet. — O G va très bien, n'est plus collé le matin ; O D est toujours très injecté.

Le 12 juillet. — O G est guéri ; O D est toujours rouge. On remplace alors la pommade par l'argyrol.

Le 14 juillet. — O G guéri ; O D bien amélioré,
n'est plus collé le matin.

Le 18 juillet. — Guérison complète.

OBSERVATION XIII

Hippolyte M..., onze ans.

Conduit à la consultation, le 6 juillet 1905, avec
son frère (observation XII).

Pas de maladies antérieures. Début des phénomènes douloureux, le 3. A remarquer que son frère
souffrait depuis la veille.

Examen. — O D G : Œdème des paupières. Sécrétion assez abondante. Injection très forte des conjonctives avec de petites hémorrhagies et du chémosis. Douleurs très vives.

Examen bactériologique positif : Bacilles de
Weecks.

Traitement. — Le 6 juillet. — Cautérisation au pinceau, des deux côtés, avec une solution de nitrate à
2 p. 100.

Le 7 juillet. — Légère amélioration. Nouvelle
cautérisation.

Le 8 juillet. — Les yeux ne sont plus collés. Mais
l'injection est encore forte. Les yeux lui démangent
beaucoup et il craint la lumière.

Le 10 juillet. — On remplace les cautérisations
par la pommade jaune, deux fois par jour.

Le 12 juillet. — La sécrétion a bien diminué, de

même les douleurs. L'enfant prétend que la pommade le soulage davantage que les cautérisations.

Le 14 juillet. — L'amélioration est manifeste. Plus de sécrétion ni de douleurs. Encore de la rougeur.

Le 17 juillet. — Toujours de l'injection. On a recours à l'argyrol à 25 p. 100, une fois par jour.

Le 20 juillet. — La mère de l'enfant vient nous déclarer qu'il est parfaitement guéri.

OBSERVATION XIV

Joachim S..., trente-trois ans.

Vient à la consultation le 28 juillet 1905.

N'avait jamais souffert des yeux. Il y a cinq jours, le malade ressentit une sensation de cuisson à l'œil gauche. Le matin, les paupières de cet œil étaient collées. Le malade essaya de se guérir par des lavages à l'eau boriquée. L'affection restant stationnaire, il s'est décidé à venir à l'hôpital.

A l'examen, on trouve O D normal ; O G présente une sécrétion assez minime, de l'injection des conjonctives bulbaire et palpébrale avec quelques suffusions sanguines localisées à la partie supérieure de la cornée ; peu de chémosis. Douleurs assez vives. Les autres parties de l'œil n'offrent rien de particulier.

L'examen bactériologique décèle la présence de *bacilles de Weecks,* rares.

Le 28 juillet. — On institue le traitement par la pommade jaune des deux côtés.

Le 29 juillet. — L'œil était encore collé le matin,

mais l'ecchymose péricornéenne n'a pas augmenté et le malade souffre moins.

Le 31 juillet. — L'œil est très peu injecté, mais il est encore collé le matin.

Le 2 août. — Le mieux s'accentue.

Le 3 août. — Les ecchymoses ont disparu ; l'œil n'est plus collé ; le malade ne revient plus, la guérison se maintenant.

OBSERVATION XV

Marie L..., treize ans.

Vient se consulter le 6 avril 1905.

Souffre des deux yeux depuis environ cinq jours.

Examen. — O D G : OEdème des paupières supérieures. Cils agglutinés. Injection de toute la conjonctive. Chémosis. Beaucoup de sécrétion. Douleurs vives. Photophobie. Cornée, chambre antérieure, iris, sac lacrymal normaux.

Traitement. — Le premier jour, 6 avril. — Une fois l'argyrol, 25 % ; deux fois protargol, 5 %.

Le 7 avril. — On ne constate pas d'amélioration sensible. On traite alors de la façon suivante : une fois la pommade jaune, deux fois le protargol.

Le 8 avril. — On note une très légère amélioration. On traite alors par la pommade jaune seule.

Le 11 avril. — Amélioration manifeste. Plus de sécrétion.

Le 13 avril. — La rougeur disparaît, la malade ne souffre plus.

Le 14 avril. — Guérison définitive.

OBSERVATION XVI

Berthe M..., treize ans.

Vient à la consultation le 28 avril 1905.

Pas de maladie antérieure, pas de mal aux yeux antérieur.

O G est rouge depuis trois jours. Elle ressent des lancements dans la tête, si elle se penche, mais pas de picotements. O D est pris depuis le matin. La malade prétend que les yeux ne sont pas collés le matin.

Etat actuel. — O D : Légère injection de la conjonctive bulbaire et palpébrale, pas de sécrétion, pas de photophobie.

O G : Diminution de la fente palpébrale, avec œdème léger des paupières. Forte injection de toute la conjonctive. Léger chémosis. Filaments de sécrétion dans le cul-de-sac. Pas de photophobie ni de larmoiement. Cornée, iris, pupille normale.

La préparation microscopique ne décèle que des polynucléaires.

On institue le *traitement* par la pommade jaune, le 28 avril.

Le 30 avril. — La malade se déclare soulagée. L'injection, le chémosis sont en train de disparaître. La sécrétion est presque nulle. O D est guéri.

Le 31 avril. — O D est guéri ; O G l'est presque.
Le 2 mai. — O D guéri ; O G guéri.

OBSERVATION XVII

Barthélemy D..., trente-cinq ans.

Vient à la consultation le 14 août 1905.

Début de la maladie, il y a une huitaine de jours, par l'œil gauche ; l'œil droit a été pris deux jours après. Le malade, qui est gardien de la paix, nous dit que plusieurs de ses collègues souffrent comme lui. Il s'est traité par des lavages à l'eau boriquée.

A l'examen, on remarque :

O D G : Diminution sensible de la fente palpébrale. Du mucus aux angles internes. Les conjonctives bulbaire et palpébrale sont assez uniformément injectées. La sécrétion est peu abondante : quelques filaments dans le cul-de-sac inférieur. Un peu d'œdème au niveau du limbe. La cornée, la chambre antérieure, l'iris, n'offrent rien à signaler.

On ne trouve aucun microbe à l'examen bactériologique.

Traitement. — Le 14 août. — On traite de la façon suivante : On met dans O D, de l'argyrol ; O G, de la pommade jaune.

Le 17 août. — Le traitement a amené de l'amélioration des deux côtés. La sécrétion n'est plus apparente. A peine un peu de rougeur aux angles internes. Les yeux ne sont plus collés.

Le 18 août. — O D est redevenu injecté, il semble qu'il y ait, de ce côté, un début de récidive. On intervertit alors le traitement, c'est-à-dire qu'à O D correspondra la pommade, et à O G l'argyrol.

Le 19 août. — Amélioration de l'œil droit, O G est guéri.

Le 22 août. — La guérison est obtenue des deux côtés.

OBSERVATION XVIII

Jean-Marie P..., seize ans.

Venu à la clinique le 11 octobre 1905.

Depuis cinq jours, O D est rouge, sécrète, et est larmoyant; O G n'a rien.

Examen — O D : Conjonctive très injectée, surtout la palpébrale.

Œdème périkératique très marqué. Rhagades saignantes à la commissure des paupières. Sécrétion abondante. Eczéma des paupières dû à la sécrétion. Photophobie. Douleur préauriculaire.

O G : Normal.

Le 11 octobre. — Traitement par la pommade jaune dans les deux yeux.

Le 13 octobre. — Amélioration sensible.

Le 14 octobre. — O G n'a toujours rien; O D, encore de la rougeur. Disparition du chémosis. Sécrétion presque nulle. Douleur minime.

Le 16 octobre. — Grande amélioration.

Nous n'avons ensuite plus revu le malade, sans doute guéri.

CHAPITRE III

A première vue, le tableau qui suit va paraître bien embrouillé. C'est que les observations cliniques de conjonctivites présentent une complexité toute particulière. Très souvent, en effet, l'affection ne débute pas des deux côtés en même temps ou ne suit pas des deux côtés une marche identique, si bien que chaque observation renferme, le plus souvent, deux cas distincts et étudiés à part dans notre tableau.

Nous avions aussi, tout d'abord, usé des dates du calendrier ; mais nous avons ensuite pensé que notre tableau gagnerait en clarté si nous nous contentions d'indiquer combien de jours après le début de l'affection nous avons institué le traitement, et après combien de jours les résultats notés ont été obtenus. Les différents traitements appliqués à un même cas sont indiqués successivement dans l'ordre suivant lequel ils ont été administrés, avec, en regard, les résultats constatés.

Nous réclamons l'indulgence du lecteur, si, malgré nos efforts, nous n'avons pas réussi à être parfaitement clair ou précis.

NUMÉRO DE L'OBSERVATION	OEIL TRAITÉ	DATE DU DÉBUT de la MALADIE	Traitement avant L'ARRIVÉE à L'HOPITAL	Nombre de jours écoulés entre le début et le traitement	1er TRAITEMENT	2me TRAITEMENT	3e Traitem.	RÉSULTATS	NOMBRE DE JOURS DE TRAITEMENT

1° CONJONCTIVITES SUBAIGUËS

A. Avec diplo-bacille de Morax.

1	O D	26 Mars 1905	E. boriquée	13	Pomm. jaune 7			Guérison.	7
2	O D G	Mars (?) 1905	»	30	» 7			»	7
3	O D G	20 Avril	Néant	16	» 6			»	6
4	O D G	20 Juin	E. boriquée	13	» 7			»	7
5	O D	25 Juin	Néant	17	» 8			»	8
	O G	12 Juillet	»	2	» 7			»	7

B. Avec résultat bactériologique négatif.

6	O D G	6 Avril 1905	Néant	8	Pomm. jaune 6			Guérison	6
7	O D G	Janv. (?) 1905	E. boriquée	3 mois	» 20			»	20
8	O D G	15 Juillet	Néant	8	» 4			»	4
9	O D	Eloigné.	»	30	Argyrol 25 °/₀ 6			Guéris. temporaire.	6
	O G	»	»	30	Pomm. jaune 5			Amélioré.	5
							Argyrol	Guéris. incomplète.	7

2° CONJONCTIVITES AIGUËS

A. Avec bacille de Weecks.

10	ODG	30 Juin	E. boriquée	5	Pomm. jaune 4			Guérison.	4
11	ODG	4 Juillet	Néant	4	Nitrate d'argent 3			Très petite amélior.	3
						Pomm. jaune 6		Guérison.	6
12	O G	2 Juillet	»	4	Pomm jaune 8			Guérison.	8
	O D	4 Juillet	»	2	Pomm jaune 6			Simple amélioration.	6
						Argyrol 5		Guérison.	5
13	ODG	3 Juillet	»	3	Nitrate d'arg. 4			Amélioration.	4
						Pomm. jaune 7		Grande amélioration.	7
							Argyrol 3	Guérison.	3
14	O G	23 Juillet	E. boriquée	5	Pomm. jaune 6			Guérison	6

B. Avec résultat bactériologique négatif.

15	ODG	1er Avril	Néant	6	Argyrol et protargol 1			Pas d'amélioration.	1
						Protargol et P. j. 1		Amélioration.	1
							Pom. jaune 6	Guérison.	6
16	ODG	25 Avril	»	3	Pomm. jaune 4			Guérison.	4
17	O D	9 Août	E. boriquée	5	Argyrol 3			Amélior. passagère.	3
						Pomm jaune 5		Guérison.	5
	O G	6 Août	»	8	Pomm. jaune 4			Grande amélioration.	4
						Argyrol 1		Guérison.	1
18	O D	6 Octobre	Néant	5	Pomm. jaune 5			Guérison.	5

Nous voici donc en possession d'un tableau récapitulatif de dix-huit observations de conjonctivites catarrhales infectieuses, dont neuf aiguës et neuf subaiguës.

Il nous reste à essayer d'en discuter les résultats, en prenant successivement chaque catégorie suivant l'ordre du tableau.

1° Conjonctivites catarrhales infectieuses subaiguës.

A. — *Avec diplo-bacille de Morax.* — On peut constater, tout d'abord, que, dans un cas seulement sur cinq, l'affection n'a pas atteint les deux yeux. Si nous envisageons la date d'arrivée à la consultation, nous voyons que tous les malades sont venus du treizième au dix-septième jour après le début de l'affection. C'est donc que l'infection diplo-bacillaire présente bien une marche traînante et que ses phénomènes morbides sont assez peu accusés, puisque les malades peuvent la négliger pendant une quinzaine de jours.

En suivant l'ordre de nos colonnes, on est ensuite conduit à celle qui relate les traitements antérieurs à l'arrivée du malade à la clinique. L'eau boriquée, voilà le remède populaire, par excellence, contre n'importe quelle affection des yeux. Cette façon de faire ne saurait pas avoir de grands inconvénients si, lors d'affections graves, elle ne retardait pas d'autant l'arrivée du malade chez le spécialiste et, par suite, l'administration d'une médication vraiment efficace.

Quant au traitement institué par nous, dans les cinq

cas, il a consisté uniquement en applications, dans les yeux, de pommade jaune deux fois par jour. Non pas que, dans un but d'étude comparative, nous n'ayons pas institué des traitements avec, par exemple, d'un côté la pommade jaune, et de l'autre les astringents ; mais la fatalité a voulu que nous ne puissions pas suivre ces cas. De toute façon, nous n'avons pas à nous plaindre d'avoir ordonné la pommade à l'oxyde jaune de mercure, puisque l'affection subaiguë, souvent longue à guérir, qu'est la conjonctivite à diplo-bacilles, a été, dans tous les cas, guérie au bout de sept jours en moyenne.

C'est, évidemment, un résultat, et celui qui se détachera, de beaucoup le plus net, de la lecture de notre tableau. Il semble difficile de pouvoir objecter que ces cas ont été pris à leur déclin, qu'ils allaient guérir spontanément lorsque le traitement a été institué, puisque, dans le cas de l'observation V, l'affection s'est déclarée à un œil pendant que l'on soignait l'autre, et que, là encore, elle n'a mis que sept jours à disparaître. De plus, une affection qui persiste pendant trente jours sans s'atténuer, comme cela s'est produit dans le cas de l'observation II, ne semble guère prédisposée à la guérison spontanée.

Il ne nous est pas permis de dire que les collyres au sulfate de zinc, que les badigeonnages au nitrate d'argent, que les instillations de protargol ou d'argyrol n'auraient pas réussi dans ces mêmes cas, mais il nous est permis de penser qu'ils auraient pu bien difficilement mieux faire.

Aussi, croyons-nous pouvoir déclarer en toute sincérité que l'application de la pommade à l'oxyde jaune de mercure est un excellent mode de traitement de la conjonctivite à diplo-bacilles de Morax.

B. — *Conjonctivites subaiguës sans microbes.* — Voyons maintenant les quatre observations de conjonctivites subaiguës dont l'examen des sécrétions ne nous a pas révélé l'existence d'un micro-organisme.

Ici, l'affection a toujours atteint les deux yeux. Quant à la date d'arrivée à la clinique, elle est, dans deux cas, relativement assez rapprochée du début de la maladie ; dans deux autres cas, au contraire, si éloignée, qu'on pourrait presque les doter du qualificatif de chronique. Dans les deux premiers cas, le traitement institué est l'application de la pommade jaune, et l'on voit que la guérison a été obtenue, une fois au bout de six, l'autre fois au bout de quatre jours. Par contre, le malade, qui a fait le sujet de l'observation VII et qui souffrait depuis trois mois, a dû subir vingt jours de traitement.

Et dans le cas de l'observation IX, la guérison n'a pas pu être obtenue complète. Cette malade revient, en effet, de temps en temps se faire soigner ; elle présente sans cesse des rechutes très rapprochées.

Mais nous sommes forcé de constater que l'argyrol, employé concurremment à la pommade jaune au traitement de la même maladie, n'a pas pu, lui aussi, faire autre chose que l'améliorer.

Donc, dans les cas de conjonctivite catarrhale subaiguë sans microbes, traités à une date assez rapprochée du début de l'affection, la pommade jaune a agi aussi bien que pouvait le faire espérer son action dans la conjonctivite à diplo-bacilles. Dans les cas à début très éloigné, elle a amené une fois la guérison, une autre fois une amélioration, sans que l'argyrol puisse faire davantage.

2° Conjonctivites catarrhales infectieuses aiguës.

Passons aux cas aigus et tout d'abord à ceux dont l'analyse des sécrétions nous a révélé la présence du bacille de Weecks.

A. — *Avec bacillés de Weecks.* — Ici encore, l'affection, quatre fois sur cinq, a atteint les deux yeux. Mais remarquons, en passant, que l'arrivée des malades à la consultation est beaucoup plus rapprochée du début de l'affection. Tous, en effet, se présentent à nous, du deuxième au sixième jour ; sans nul doute, parce que les symptômes morbides sont plus accusés, parce que les malades souffrent davantage.

En suivant les observations X, XII (O G) et XIV, on voit que le traitement appliqué est la pommade jaune et que la guérison a été obtenue successivement après quatre, huit et six jours de traitement.

D'autre part, dans le cas de l'observation XI, on note que le nitrate d'argent a donné une simple amélioration que la pommade jaune a réussi en six jours à transformer en guérison complète.

Mais, par contre, deux fois la pommade à l'oxyde jaune de mercure a été reconnue insuffisante et on a dû lui substituer l'argyrol. Nous ne saurions cependant nier que, chaque fois, l'application de la pommade a été suivie d'une amélioration assez sensible, et comme, d'autre part, elle a donné de bons résultats dans trois autres cas ; sans vouloir détrôner le nitrate d'argent ou ses succédanés, il ne nous semble pas exagéré de dire qu'il sera souvent utile de l'employer concurremment avec le nitrate ou tout au moins de l'essayer toutes les fois que ce dernier aura été impuissant.

B. — *Conjonctivites catarrhales infectieuses aiguës sans microbes.* — Enfin, arrivons à la dernière catégorie, à celle des conjonctivites aiguës, dont l'examen des sécrétions a été négatif.

Dans les quatre cas rapportés, le malade est venu nous consulter, au plus, huit jours après le début de l'affection.

Deux cas, ceux des observations XVI et XVIII, ont été guéris par la seule application de la pommade : le premier en quatre, le second en cinq jours.

Le malade n° XV s'est vu traiter, durant les deux premiers jours, par l'argyrol et le protargol, sans que son état en soit sensiblement amélioré. La pommade jaune, par contre, lui a procuré la guérison après six jours de traitement.

De même, en parcourant l'observation XVII, on

voit qu'un œil s'est mieux trouvé de la pommade que de l'argyrol, et que l'autre œil a été fortement amélioré par cette même pommade.

En somme, l'oxyde jaune de mercure semble, dans ces quatre cas, avoir parfaitement influencé la marche de l'infection au moins tout autant, sinon davantage, que les sels d'argent. Avouons que les résultats obtenus par la pommade, dans cette catégorie, sont plus avantageux que ceux notés dans les cinq cas précédents à bacilles de Weecks. Si bien, qu'après toutes ces considérations, la pommade jaune va nous sembler pouvoir être appliquée au traitement d'un peu toutes les variétés de conjonctivites catarrhales infectieuses.

Mais l'idée que nous avons de l'action de la pommade est, nous l'avons déjà dit, basée sur beaucoup d'autres cas que ceux rapportés dans cette thèse. Aussi, nous hâtons-nous de dire que nous considérons les sels d'argent comme lui étant supérieurs, lorsque l'affection se présentera avec une *allure clinique très aiguë.*

Par contre, ne perdons pas de vue sa préférence bien marquée pour la conjonctivite diplo-bacillaire et aussi pour les conjonctivites subaiguës sans microbes. Son action, dans ce cas particulier, nous paraît même si nette, que nous serions tenté de la comparer à celle notée dans les cas de conjonctivite phlycténulaire.

Toutes les fois qu'une conjonctivite s'est accompagnée de phlyctènes, nous avons, en effet, obtenu avec la pommade jaune de merveilleux résultats. Enfin, reconnaissons avec modestie, et à notre grand regret, que

4

notre tableau renferme un nombre trop minime de cas pour que nous puissions songer à ériger nos conclusions en lois.

Une remarque au sujet de la durée du traitement : presque dans tous les cas, la guérison par la pommade a demandé six jours en moyenne, sauf dans les cas subaigus ou chroniques à début éloigné. On sera donc toujours autorisé à en suspendre l'application si, après un tel délai, on ne pouvait pas noter une amélioration manifeste.

Disons, enfin, que le traitement par la pommade à l'oxyde jaune de mercure étant absolument inoffensif d'une part, d'une facilité d'application presque enfantine d'autre part, son emploi sera tout indiqué dans les cas de longue durée, c'est-à-dire, et nous revenons toujours au même résultat, dans les cas subaigus.

Dans les cas de moyenne intensité, sa place est, nous en sommes persuadé, bien près de celle des sels d'argent, puisque là où un mode de traitement échoue, l'autre peut réussir, et réciproquement.

CONCLUSIONS

De nos observations et aussi de l'examen de nombreux cas que nous n'avons pas pu rapporter dans cette thèse, se dégagent, pour nous, les conclusions suivantes :

I. — La pommade à l'oxyde jaune de mercure peut donner de bons résultats dans toutes les formes cliniques de conjonctivite catarrhale infectieuse.

II. — Dans les cas aigus à phénomènes morbides bruyants, tels qu'on les trouve très souvent dans la conjonctivite à bacilles de Weecks, nous lui préférons l'emploi des sels d'argent comme traitement du début.

III. — Dans ces mêmes cas aigus, elle sera un bon adjuvant des sels d'argent ou de leurs succédanés et pourra même parfois réussir où ils avaient échoué.

IV. — Son mode d'action contre les conjonctivites catarrhales subaiguës est beaucoup plus sûr.

V. — Dans la conjonctivite subaiguë à diplo-bacilles de Morax, son efficacité est aussi manifeste que dans la conjonctivite phlycténulaire.

VI. — Par contre, dans la conjonctivite blennorrhagique et diphtéritique, il serait très imprudent de perdre son temps en essais infructueux, et la pommade jaune ne peut être utile que quand la sécrétion est presque tarie.

BIBLIOGRAPHIE

Brun et Morax. — Thérapeutique oculaire. Doin, 1899.

Chevalier (du Mans). — Notes de Thérapeutique
oculaire (in Ophtalmologie provinciale, mai 1905,
pp. 38-40).

Haab. — Atlas manuel des maladies externes de l'œil,
édition française, par A. Terson. Baillière, 1900,
pp. 117-165.

Kalt (E.). — Traitement des maladies de la conjonctive (Traité de Thérapeutique appliquée, de
A. Robin. Rueff et Cⁱᵉ, 1897, pp. 144-180).

Katz. — Les conjonctivites infectieuses et la pommade jaune (in Annales d'Oculistique, juillet 1905,
p. 78).

Lagrange (F.). — Précis d'Ophtalmologie (Collection
Testut. Doin, 1897, pp. 166-223).

Luundsgaard. — Conjonctivite diplo-bacillaire et son
traitement (Hospitalstid, n° 12, 1905).

Morax (V.). — Séméiologie oculaire (in Encyclopédie française d'Ophtalmologie, 1905, t. IV,
pp. 294-343).

— Maladies de la conjonctive (in Encyclopédie d'Ophtalmologie, 1906, t. V, p. 702).

Monthus (A.) et Opin. — Précis de technique microscopique de l'œil. Asselin et Houzeau, 1903,
pp. 1-180.

Panas (Ph.). Traité des maladies des yeux. Masson,
1894, t. IV, pp. 197-284.

Poulard (A.). — Infection staphylococcique de la
conjonctive (in Archives d'Ophtalmologie, t. XXV,
octob. 1905, pp. 603-647).

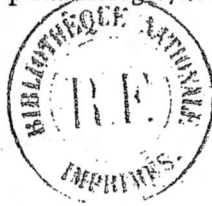

Toulouse. — Imp. J. Fournier, boulev. Carnot, 62.

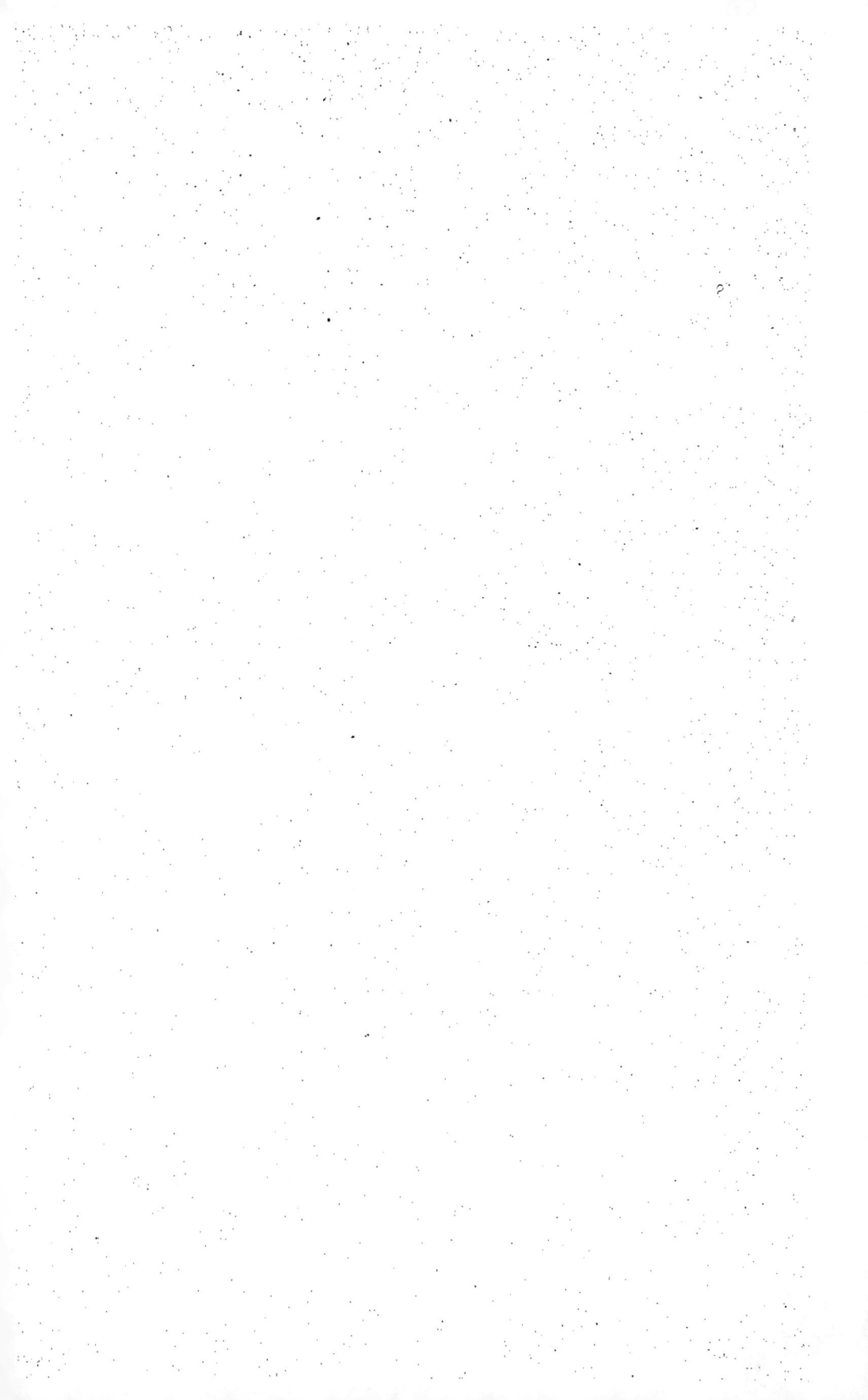

www.ingramcontent.com/pod-product-compliance
Lightning Source LLC
Chambersburg PA
CBHW050540210326
41520CB00012B/2660